Dass es nicht komme erst zum Knaxe,
erfand der Arzt die Prophylaxe.
Doch lieber beugt der Mensch, der Tor,
sich vor der Krankheit, als ihr vor.

Eugen Roth

I0440261

Yan d'Albert

DARMKREBS, NEIN DANKE!

Originalausgabe

ISBN-13: 978-1508630128
ISBN-10: 1508630127

Yan d'Albert

DARMKREBS, NEIN DANKE!

Wie ich vor dieser Erkrankung bewahrt wurde ...

edition
SOL

Mein Anliegen

In vorliegendem Büchlein geht es inhaltlich zum einen um persönliche Ereignisse wie den Krebstod meiner Mutter und die fatalen Folgen für mich als damals 12jährigen Jungen. Zum anderen schreibe ich über den Vorsorgeprozess zum Thema Darmkrebs und den Ablauf und die Erfahrungen meiner eigenen Darmuntersuchung. Dazu kommen Empfehlungen zur Anti-Darmkrebs-Ernährung und mehr.

Ich möchte ausdrücklich betonen, dass diese Schrift keinen Ratgeber bei bereits bestehenden Darmkrebserkrankungen darstellt. Dies würde auch meine Kompetenzen und Kenntnisse bei weitem überschreiten.

Diese Schrift möge so viele Menschen wie möglich erreichen, sie von der Notwendigkeit einer Vorsorgeuntersuchung des Darmes überzeugen und vor der Erkrankung durch Darmkrebs und den damit verbundenen Torturen und menschlichen Dramen bewahren. Für mich war die Vorsorge und das Ergebnis eine große Befreiung, eine wunderbare Erlösung, Gott sei Dank! Dies wünsche ich auch Ihnen, lieber Leser, aus ganzem Herzen!

Ihr

Yan d'Albert

Hinweis: Die hier vorgestellten Informationen und Empfehlungen sind nach bestem Wissen und Gewissen geprüft, dennoch übernehmen Autor und Verlag keinerlei Haftung für Schäden irgendeiner Art, die sich direkt oder indirekt aus dem Gebrauch der hier vorgestellten Anwendungen ergeben. Bitte beachten Sie in jedem Fall die Grenzen der Selbstbehandlung und nehmen Sie bei Krankheitssymptomen professionelle Diagnose und Therapie durch ärztliche oder naturkundliche Hilfe in Anspruch.

Inhalt

I - „Ich will doch nur für Dich noch leben ..." 9
Stirbt eine Mutter, stirbt eine Welt 9
Ein Leben ohne Mama 10
Die „Jesus People" 12
Eine „Stiefmutter" 14

II - Die Geißeln meines Lebens 16
Angst und Depression 16
Und immer wieder die Suche nach einem Sinn 17
Auf dem Weg des Herzens 18
Familienschicksal Darmkrebs 20

III - Der Entschluss 22
„Wer seinen Partner liebt, ..." 22
Der Okkultbluttest 23

IV - Der erste Schritt 25
Die Gastro-Praxis 25
Das Vorgespräch 25

V - Wie merkt man Darmkrebs? Und was allgemein ist zu beachten? 27

VI - Dinge, die Darmkrebs verursachen können 29
Die wilden Jahre 29
Was nicht gut für unseren Darm ist 30

VII - Der Darm ist ein Gehirn 31

VIII - Die Vorbereitung zur Koloskopie 33
Die Darmreinigung 33
Interview mit Frau Dr. Mirja Werheid-Dobers 33

IX - Die Durchführung der Koloskopie 37
Tipps und Affirmationen 38

X – Danach 40

XI - Dinge, die Darmkrebs verhindern können 42
1. NICHT RAUCHEN 42

2. ALKOHOL MEIDEN 42
3. ÜBERGEWICHT UND BAUCHSPECK VERMEIDEN 43
4. GENÜGEND BEWEGUNG 43
5. GUTE UND BALLASTSTOFFREICHE ERNÄHRUNG 43
6. NICHT ZUVIEL ZUCKER 43
7. SONNE TANKEN 44
Liste der Anti-Darmkrebs-Nahrungsmittel 45

XII - Resümee und Konsequenzen für mich 52
Resümee 52
Konsequenzen 52

XIII - Nur Mut! 54

XVI – Dank 55

XV - Register der Begriffe 56

XVI – Kontaktadressen 59

XVII - Weitere Werke von Yan d'Albert (Auswahl) 61
Buchveröffentlichungen 61
CDs / Hörbücher 62
Beiträge in Zeitschriften 63

I

„Ich will doch nur für Dich noch leben …"

Stirbt eine Mutter, stirbt eine Welt (Türkisches Sprichwort)

Es war an einem sehr frühen Augustmorgen. Die polternden Worte meines Vaters rissen mich jäh aus dem Schlaf: „Hansl, steh auf, unsere Mama liegt im Sterben!" Was ist los? Träume ich noch oder ist es Wirklichkeit? Es traf mich wie ein Hammerschlag auf den Kopf. Ich taumelte, öffnete die Augen, schloss sie wieder, öffnete sie wieder, taumelte … Ja, ich hörte gnadenlos richtig, es war eine grausame Tatsache. Aber Mama sollte doch nach wenigen Wochen aus dem Krankenhaus entlassen werden … sagten sie mir. Erst im Auto, auf der Fahrt zum Krankenhaus, erklärte mir Papa, dass Mama Darmkrebs im unheilbaren Endstadium habe. Nie zuvor hatte ich davon erfahren. Man wollte mich wohl davor bewahren. Aber jetzt war alles noch schlimmer geworden.

Es roch nach Medizin, Erbrochenem und Kot. Am Fenster, auf den Tischen, überall standen Blumen und nochmal Blumen. Und deren Duft mischte sich unter die anderen Gerüche. Da lag sie. Der Anblick war ein Schock für mich: Das war nicht mehr meine Mutter, und doch war sie es. Eine erbärmliche Kreatur, nahezu zum Skelett abgemagert. Ich hatte Mama seit vielen Wochen nicht mehr gesehen bzw. nicht besuchen dürfen. Nur mein Vater, meine jüngere Schwester und ich waren jetzt anwesend. Meine beiden älteren Geschwister waren in anderen Städten, zu weit entfernt, um noch am Sterbebett sein zu können. Kein Arzt in der Nähe, keine Krankenschwester, niemand, der hätte helfen können. Wie auch, bei unheilbarem Krebs. Aber das konnte ich damals nicht fassen. Ich dachte: Es muss ihr doch jemand helfen können, sie retten können ... Diese vielen Blumen kotzten mich an. Langsam wandte Mama Ihren Kopf mir zu. Und dann stammelte sie ihre letzten Worte: „Ich will doch nur für Dich noch leben ..." Wenige Minuten später erlosch ihr Atem ... für immer ...

Ich drehte mich zum Fenster und sah hinaus. Ich wollte sofort losheulen, aber ich konnte nicht, ... ich konnte nicht, alles an und in mir war blockiert, wie gelähmt. Wie konnte mir meine liebe Mama einfach so genommen werden? Und auf einmal war da nur ein grausiger Gedanke: Mit aller Macht aus dem geschlossenen Fenster springen. Ja, das wollte ich tatsächlich. Ich krallte mich an den kalten Metallrahmen des Krankenbettes, um dies nicht wirklich zu tun. So stark war die Kraft zu einer solchen Verzweiflungstat. Ich glaube, ein Engel hatte mich damals daran gehindert.

Als wir das Krankenhaus verließen, schwor ich mir, den Tod meiner Mutter irgendwann in irgendeiner Weise zu rächen. Wie, das wusste ich noch nicht genau. Aber es sollte etwas ebenso Schmerzhaftes sein, was „die Welt" nie und nimmer vergessen würde ...

Ein Leben ohne Mama

Der frühe und für mich unerwartete Tod meiner Mutter war ein jäher Riss in mein Leben. Er warf mich in jeder Hinsicht aus der Bahn. Meine psychischen und physischen Folgeerscheinungen zogen längerfristig eine Katastrophe nach der anderen nach sich. Manche meiner Verwandten hatten Verständnis für meine Situation. Aber es gab ebenso Personen, auch in meinem Verwandtenkreis, die mein Schicksal verharmlosten. Als ich später -

ich war damals Anfang 20 - mit meinem Bruder darüber sprach, meinte er lächelnd, ich hätte den Tod meiner Mutter damals ja gar nicht so mitbekommen, weil ich noch viel zu jung gewesen sei. Nein, ich hatte sehr wohl *alles* haargenau und bis in die letzte Zelle meines Körpers mitbekommen. Er hatte wohl vergessen, dass ich seinerzeit immerhin schon 12 Jahre alt war.

Dann ging bei mir alles den Bach runter. Zu dieser Zeit besuchte ich die dritte Klasse des St. Anna-Gymnasiums in Augsburg. Ich war eigentlich immer ein guter Schüler, aber von nun an wollte und konnte ich für die Schule nichts mehr tun. Und zuhause war nichts mehr wie es war. Da mein Vater als Handelsreisender arbeitete, meine Schwester als Krankenschwester Nachtdienste absolvieren musste, war ich oft mir selbst überlassen, musste bei Nachbarn essen und schlafen, was mir überhaupt nicht gefiel. Unser Haus war leer und öde wie nie. Und meine über alles geliebte Mama würde nie wieder zur Tür hereinkommen, mich morgens zärtlich wecken, nie wieder für mich meine geliebten Käsespätzle, die besten auf der Welt, machen, mich nie wieder herzen und küssen ... Sie, die so an mich glaubte, vor allem als Musiker. Jetzt war ich einem Vater ausgeliefert, der für mein musikalisches Talent absolut nichts übrig hatte. Im Gegenteil, der mir später sogar Steine in den Weg legte, damit ich ja nicht den Weg des Musikers einschlagen sollte. Ich begann, ihn dafür mehr und mehr zu hassen.

Ich war immer auf der Suche. Nach einem Sinn, dem Sinn des Lebens. Ich habe nie aufgegeben, habe zeitlebens viele spirituelle Schulen, Religionen und Traditionen studiert und durchwandert. Suche spielte und spielt bis heute eine wichtige Rolle in meinem Leben. Nach dem Tode meiner Mutter war für mich die Frage nach einem Sinn meines Daseins akuter denn je. Und ich suchte, suchte und suchte.

Die „Jesus People"

Eines Nachts lag ich in meinem Bett und konnte wieder einmal nicht einschlafen. Ich musste immerzu an Mama denken. Es war eine jener Nächte, an denen meine Tränen nicht versiegen wollten. Da hob ich meine rechte Hand und bat Gott inbrünstig, mir ein Zeichen zu geben, mir zu helfen und rief laut: „Oh lieber Gott, wenn es Dich wirklich gibt, reich' mir Deine Hand und hilf mir!" Ich wusste sehr wohl, dass Gott zu allem fähig war. Und ein Wunder ließ mich erschrecken, denn auf einmal spürte ich für wenige Minuten eine wirkliche Hand in meiner Hand. Sie war etwas größer und kräftiger als eine normale Hand. Ich ließ sie los und griff noch einmal nach ihr, um zu prüfen, ob sie auch echt war. Aber ich träumte nicht, ich hatte keine Drogen genommen, ich war ganz klar bei Sinnen. War es die Hand eines Engels, die Hand Jesu oder gar die Hand Gottes? Auf jeden Fall war ein Wunder geschehen, eines von zahlreichen in meinem Leben.

Sie waren überall unterwegs. Freundliche, lichtvolle Menschen. Sie nannten sich „Jesus People". Oh ja, ich liebte sie von Anfang an. Ich hörte in Funk und Fernsehen von ihnen. Dann begann ich, mir Literatur über sie zu besorgen. Es war mehr als eine Modewelle, es war das, was ich immer schon suchte: Nächstenliebe, Gemeinschaft, Geborgenheit. Richtiges Urchristentum. Und eines Tages begegnete ich auf dem „Kö" (Königsplatz) in Augsburg einem leibhaftigen Jesus-Freak. Er hieß *Marc*, war sehr nett und erzählte mir von den Jesus People. Dass sie sich jeden Sonntagabend zu Gebet und Gesang treffen würden, dass sich ausgeflippte, orientierungslose Jugendliche zu Jesus bekehren würden und dass auch dort Drogensüchtige durch den Glauben geheilt wurden. Ja, dorthin wollte ich. Ich erzählte ihm von meinem Erlebnis mit der „Hand

Gottes". *Marc* freute sich darüber und lud mich ein, am nächsten Sonntag zu kommen. Da könnte ich ja von meinem Erlebnis berichten, auf einer richtigen Bühne mit Mikro. Als Katholik war ich immer schon ein Jesus-Fan, nur die Institution Kirche behagte mir nicht so. Eines Abends – mein Vater hatte mir ausnahmsweise Ausgang erlaubt – nahm ich ein weißes Unterhemd aus dem Schrank und schrieb mit bunten Filzstiften auf die Vorderseite JESUS LIEBT DICH, auf die Rückseite JESUS IS MY LORD! So ganz klassisch, wie die Jesus People es taten. Ich streifte es mir über und war sehr stolz: Jetzt war ich auch einer von ihnen. Mit der gelben Trambahn fuhr ich dann von Stadtbergen über den Kö (Königsplatz) nach Göggingen, wo ihr Zentrum war. Die Anwesenden hießen mich überaus herzlich willkommen und bewirteten mich gleich. Oh, wie stolz war ich dann, eine Rede halten und Zeugnis eines Wunders Gottes ablegen zu dürfen; ich glaube es war meine allererste Rede überhaupt. Und ich erntete viel Beifall dafür. Später berichtete ich zuhause meinen leiblichen Geschwistern davon, aber sie hatten nur ein müdes Lächeln dafür übrig. Meinem Vater sagte ich zwar ganz offen, dass ich bei den Jesus People war, erzählte ihm jedoch keine Einzelheiten, denn auch er hatte für solche Dinge kein Verständnis. In den Jesus People sah er eine „üble Sekte". Aber sie waren einfach nur freie Christen, Jesus-Hippies und Freaks mit Träumen und Idealen. Sie wollten kein Geld von mir, zwangen mich auch zu nichts. Ich machte meinem Vater den Vorschlag, mit mir dorthin zu gehen, um sich von der Harmlosigkeit der Jesus People zu überzeugen. Doch er schlug mein Angebot aus und verbot mir, weiterhin mit ihnen zu verkehren. Und das zog fatale Folgen nach sich, denn ich hatte dort einen wirklichen Halt gefunden. Es war mein letzter

Strohhalm. Von da an wurde ich ein Streuner und geriet immer mehr in schlechte Gesellschaft.

Zweifellos war mein Vater durch diese und andere Taten für meine späteren langen Irrungen und Wirrungen mitverantwortlich. Aber schon seit Langem habe ich ihm dafür verziehen. Heute empfinde ich nur Liebe für Papa, trotz allem, was je geschehen war. Der All-Verzeihende Gott, möge mir und ihm vergeben.

Eine „Stiefmutter"

Nach einem obligatorischen Trauerjahr heiratete mein Vater erneut und wir zogen nach Dillingen an der Donau. Jetzt hatte ich eine „Stiefmutter". Ein schreckliches Wort. Aber sie war keine klassische Stiefmutter. Sie war eine freundliche, gepflegte und gütige Frau, die sich die allergrößte Mühe gab, eine gute Mutter zu sein. Ich hatte die Wahl, *Elisabeth* oder Mama zu ihr sagen zu dürfen. Auch wenn ich anfangs ein ungutes Gefühl dabei hatte, entschied ich mich letztlich für die Anrede „Mama". Nun bekam mein Leben wieder Stabilität und Perspektive. Aber nichts auf der Welt konnte mir meine leibliche Mutter ersetzen. Und diese schmerzliche Tatsache sollte ich stets zu spüren bekommen.

Ich war gerade 16 geworden. Jetzt durften wir laut Jugendschutzgesetz einige Dinge mehr wie rauchen und Bier trinken. Aber das taten wir Jungs eh schon lange. Wir waren „verdorbene Bürschlein" und wollten in jeder Beziehung unsere Idole, Rockstars wie die *Rolling Stones, Black Sabbath, Free* und andere nachahmen.

Es war ein komischer Tag, ich hatte keine so rechte Lust auf Schule und der Unterrichtsstoff im Fach Biologie traf auch noch meinen Nerv: Es ging um das Thema Krebs. Und mit einem Mal war alles wieder aufgewühlt, alles vermischte sich miteinander. Der Biologielehrer sprach davon, dass es auch vererbbaren Krebs gebe, der bereits im Kindesalter auftreten könne. Das traf mich wie ein Blitz. Hatte ich etwa auch Krebs? Diese Angst verfolgte mich seit dem Tod meiner Mutter. Nach der Schule wollte ich nicht mehr nach Hause gehen. Was heißt „wollte", ich *konnte* einfach nicht. So steuerte ich schnurstracks einen meiner Lieblingsplätze an: Das Restaurant im „Kaufhaus Paul" in Lauingen a. d. Donau, im obersten Stock-werk. Es war ein beliebter Treff für uns Jugendliche. Dort wollte ich mich jetzt einfach betrinken. Ich bestellte mir erst einmal ein „Helles" und stierte die ganze Zeit die junge hübsche Bedienung an. Und dann wurde ein Helles nach dem anderen daraus. Ich weiß nicht mehr, wie viele es waren und wie ich damals nach Hause kam. Ich weiß nur, dass ich im wahrsten Sinne des Wortes am Boden war. Mein Vater brummte und verzog grimmig das Gesicht. Meine Stiefmutter zeigte Verständnis. Sie tröstete mich und empfahl mir, eine Darmuntersuchung vornehmen zu lassen. So ging ich zu einer vertrauenswürdigen Ärztin, die auch ihre Hausärztin war. Eine Blut- und Stuhlprobe bei ihr ergab dann gute Resultate. Dies brachte Klarheit und nahm mir meine Befürchtungen, vorerst jedenfalls. So ganz weg waren sie nicht und sollten mich noch lange begleiten.

II

Die Geißeln meines Lebens

Angst und Depression

Ich habe den Tod meiner Mutter lange, viel zu lange verdrängt. Dass damals eine dringliche Notwendigkeit zu einer psychischen Begleitung bzw. Therapie bestand, das war mir zu dieser Zeit noch nicht bewusst. Doch keiner aus meiner Familie, kein Verwandter, kein Bekannter, kein Lehrer in der Schule kam auf die Idee, einen Psychologen oder Therapeuten zu Rate zu ziehen. Alle dachten oder sagten „Ach, der arme Junge!", aber keiner war in der Lage, sich persönlich um mich zu kümmern. Glaubten sie denn, ich könne das einfach so wegstecken? „Du musst jetzt stark sein", echoten sie. Ja, ich war stark, aber im Verdrängen.

Angst war bereits in jungen Jahren und für lange Zeit die Geißel meines Lebens. Angst war *meine* Krankheit. Angst hinderte mich an meinem persönlichen Fortschritt, damals in der Schule und später im Beruf. Angst, nicht gut genug zu sein. Angst, zu versagen. Mit der Zeit schlichen sich zusätzlich schwere Depressionen bei mir ein. Sie blockierten und lähmten mich über Monate, ja Jahre. Mit dem Tod meiner Mutter wurden meine Ängste erst richtig genährt.

Im Internet habe ich erst in jüngster Zeit von Personen gelesen, die sehr früh einen Elternteil verloren haben. Bei nahezu allen traten Angsterkrankungen auf, die nicht selten Jahrzehnte andauerten. Einige fanden nie wieder ins normale Leben zurück und nicht selten begingen welche aus Verzweiflung Selbstmord. Manche dieser Berichte bestätigen auch mein eigenes Schicksal. Immer hatte ich das Gefühl, dass das Übel aus dem Bauch kam, in den Kopf wanderte und dann Angst und Depressionen verursachte. Aber so richtig verstehen konnte ich das nicht. Sehr viel später habe ich mich mit diesem Thema näher beschäftigt und erfahren, dass tatsächlich ein direkter Zusammenhang zwischen Darmbeschwerden und Depressionen bestehen kann, auch bei Kindern (siehe Kapitel VII, DER DARM IST EIN GEHIRN).

Es hat lange gedauert und mich viel Suche und Anstrengung gekostet, bis diese Ängste und Depressionen größtenteils aus meinem Leben verschwanden. Und das hing zwangsläufig mit meiner Sinnfindung zusammen.

Und immer wieder die Suche nach einem Sinn

Wie sollte das Leben noch einen Sinn für mich haben? Ohne Mutter, ohne Familie, ohne Förderer meiner Musik. Immer das Gefühl zu haben, allein zu sein, einsam zu sein. Oft ging ich in irgendeinen Wald, suchte und betete. Ich flehte Gott an, dass ich jetzt und hier, in diesem Wald, meiner „Traumfrau", meiner Geliebten, meiner Retterin begegnen möge. Ich war vollkommen davon überzeugt, dass sie mich von meinen Leiden und Sehnsüchten erlösen würde. Ja, ich entwickelte mich zu einem „Spinner" und wurde auch schon bald so genannt. Ich war auf dem besten Weg, wahn-sinnig zu werden.

Gerade auf Grund meines frühen ungezügelten Lebenswandels und meiner großen Darmempfind-lichkeit befürchtete ich ständig eine ernsthafte Erkrankung. Und immer diese Angst vor dem Krebs, nicht nur im Darm sondern überall. Mitte zwanzig wurde dann bei mir tatsächlich ein Tumor festgestellt, ein Knoten mit einem so genannten

Misch-Tumor an der Ohrspeicheldrüse. Ich war total aufgewühlt. Der damalige Chefchirurg stellte fest, dass der Tumor gutartig war. In einer Mammut-Operation von 8 Stunden im *Klinikum Großhadern* in München wurde er entfernt. Dabei mussten Venen des Gesichtsnervs freigelegt werden. Dies war eine höchst diffizile und riskante Operation. Aber ich habe sie - Gott sei Dank - gut und ohne größere Folgen überstanden. Doch da war immer wieder dieses Getriebensein, die Suche nach einem Sinn, einem Sinn des Lebens ...

Auf dem Weg des Herzens

Ich will dieses Buch nicht beenden, ohne Ihnen, verehrter Leser, in knappen Worten von meiner Sinnfindung zu erzählen. Dieses Thema bietet natürlich viel Stoff für ein eigenes, autobiographisches Werk.

Ich war gerade mal 25 Jahre jung, geltungssüchtig, extrem leidenschaftlich und labil, kurz gesagt: ein Hyper-Chaot. Ich saß auf einer Rakete namens „Pop-Karriere" mit unbekanntem „Sternenziel" ... Gleichzeitig interessierte ich mich aber auch brennend für Yoga, Magie und Mystik, was damals vielleicht mein Glück war. Ich platzte schier vor spiritueller Sehnsucht und auf der ständigen Suche nach der Wahrheit. Doch irgendwie passte das alles nicht zusammen: Auf der einen Seite wollte ich das ausschweifende Leben eines Rockstars führen, auf der anderen aber auch ein asketischer Yogi sein. Was - verdammt noch mal - war denn nun meine Bestimmung, was der Sinn des Lebens, was die Wahrheit? Auf meine Fragen sollte ich schon bald Antworten erhalten ...

Damals, nach Beendigung meines Musikstudiums, jobbte ich als freier Mitarbeiter und Redakteur im Verlag meines Bruders in München. Ich recherchierte in der Staatsbibliothek nach Material für neue Buchprojekte. Eines

Tages blieb ich wie magnetisiert und hypnotisiert in der Esoterik-Ecke „kleben". Jenes entscheidende Buch nämlich fiel mir dann beim Stöbern in den Regalen im wahrsten Sinne des Wortes auf den Kopf! Wenn das kein Zeichen war ... Es war nicht irgendein Buch. Es war ein *Sufi*-Buch. Ich schlug es auf und las:

„Wie das Wasser des Springbrunnens
in einem Strahl aufsteigt und dann –
getrennt durch Zeit und Raum –
in vielen Tropfen niederfällt,
so ist es mit dem einen Strahl der Wahrheit."

und

„Das Meer der Wahrheit
ist für den Sufi die wahre Religion.
und (all) die verschiedenen Bekenntnisse
sind wie dessen Wellen."

Diese Worte, ja scheinbar das Wasser des Springbrunnens selbst und das „Meer der Wahrheit" durchströmten mich wie Klangwellen von oben nach unten. Und es ging so weiter, ein wundervoller Sinnspruch nach dem anderen ... Das war Musik für meine Ohren, Balsam für meine Seele. Von diesem Tag an, mit diesen wenigen Worten, war der Weg für mich klar ... und ist es bis heute geblieben.

  Wer war dieser Mensch, von dem solch' kraftvolle, wundervolle Sinnsprüche stammten? Wer war jener indische Mystiker und Musiker *Hazrat Inayat-Khan*? Überhaupt, was war SUFI? Eine neue Suche begann. Von jenem Tag an war ich nicht mehr nur ein Suchender, ich war auch ein Findender geworden, mehr und mehr, auf dem Weg zum SU – FI ...

Aus: SUFI Weg des Herzens und der Heilung, Yan d'Albert, Lüchow Verlag 2008 (siehe auch Anhang)

19

Als geistige und seelische Konsequenz trat ich im Jahre 1996 zur Religion des *Islam* über. Den wesentlichen Ausschlag dazu gab wieder mal ein Buch, das ich - relativ spät - zum ersten Mal in die Hände bekam und aufmerksam las: Den *Heiligen Koran*. Ein wunderbares Buch. Bereits beim Lesen nur der ersten Worte wurde mir alles klar, fiel es mir wie Schuppen von den Augen: Mir wurde bewusst, dass der Islam die endgültige Religion und gleichzeitig die Abrundung und Bestätigung meines bisherigen Sufi-Weges war.

Wie in meinem Buch erwähnt ist der *Weg des Herzens*, in seiner undogmatischen und universellen Form bis heute mein Lebensweg; ich könnte mir keinen besseren vorstellen. Mit der Sinnfindung und der sufischen und islamischen Lebensweise verbesserte sich meine Lebenssituation schlagartig, ebenso mein psychischer und physischer Gesundheitszustand. Ich habe viel gelernt und lerne bis heute täglich dazu.

Seit 2004 bin ich mit einer berberisch-marokkanischen Frau glücklich verheiratet und lebe mit meiner Familie in einem schön gelegenen Häuschen im Bergischen Land. Wir haben gemeinsam vier prächtige Söhne. Seit 2008 leite ich eine kleine Musikschule, unterrichte Klavier, Keyboards, Gitarre, Perkussion, Komposition und mehr. Musik ist mein Leben. Mittlerweile habe ich über 20 Bücher veröffentlicht, einige Hörbücher und mehrere Musik-CDs. „Gott sei Dank!" oder wie man auf arabisch sagt „Al-HamduliLlâh!"

Familienschicksal Darmkrebs

Doch die Tragik des Darmkrebses in meiner Familie schien nicht abreißen zu wollen. Im Jahre 2011 raffte der Darmkrebs auch meine älteste Schwester

Wiltrud hinweg. In der Endphase ging alles sehr schnell bei ihr. Sie hatte sich selbst den Fehler eingestanden, dass sie damals bei den ersten Anzeichen nicht sofort zur Vorsorgeuntersuchung ging. Aber da war es schon zu spät. Tragischerweise und ausgerechnet zur gleichen Zeit erkrankte auch mein Bruder *Clemens* daran. Er musste mehrere Chemotherapien über sich ergehen lassen. Zwei erfolgreiche Operationen schließlich führten zu seiner völligen Heilung, wie er mir selbst erklärte. Gott sei Dank! Nun war es doch wirklich allerhöchste Zeit für mich, etwas zu unternehmen!

Zwangsläufig hat die Konfrontation mit den Vorsorgeuntersuchungen und mein Entschluss, darüber zu schreiben, vieles aus vergangenen Zeiten wieder aufgewühlt: So zogen alte Bilder an mir vorüber, manchmal Szenen wie in einem Film, vergessen Geglaubtes tauchte erneut auf und alte Gefühle wurden wieder hochgespült. Und es wäre vermessen, zu behaupten, dass ich diesen Schicksalsschlag bis heute völlig verarbeitet habe. Zwar sind Ängste und Depressionen überwunden, aber die Gedanken an jene Gefühle und Schmerzen kamen auch gerade während der Arbeit an diesem Buch wieder hoch.

Wie nun habe ich es geschafft bzw. was hat mich bewegt, endlich zur Vorsorgeuntersuchung zu gehen?

III

Der Entschluss

Es gibt kaum einen Tumor wie den Darmkrebs, den wir verhindern und den wir, wenn wir ihn sehr früh erkennen, heilen können. Das ist eine Riesenchance, die wir haben.
Dr. Mirja Werheid-Dobers

„Wer seinen Partner liebt, …"

Zigmal fuhr ich mit dem Auto an dem Plakat vorbei, auf dem mein damaliger Lieblingsfußballer, der Ex-Weltmeister *Paul Breitner* seine Frau in den Arm nimmt. Darüber standen die Worte „Wer seinen Partner liebt, schickt ihn zur Darmkrebsvorsorge." Auf Litfaßsäulen, Plakatwänden und Handzetteln, überall ist dieser motivierende Spruch zu lesen. Schöner kann man es eigentlich nicht ausdrücken. Möge er viele Menschen motivieren und zur Vorsorge bewegen.

Mein damaliger Hausarzt, er war gleichzeitig auch einer meiner Gitarrenschüler, legte mir schon lange eine Darmspiegelung ans Herz. Ich stimmte diesem Vorhaben damals mehr halbherzig zu und er stellte mir einen Überweisungsschein für jenen *gastroenterologischen* Eingriff, auch *Koloskopie* genannt, aus. Vorab, und das sollte in naher Zukunft sein, wollte er den Eingang meines Darmes abtasten (Tastuntersuchung des Enddarmes). Vor einem Termin dafür hatte ich mich stets gedrückt. Irgendwie war es mir unangenehm, dass mir einer meiner Gitarrenschüler im Hintern rumfummeln sollte. Überhaupt diese ganze Sache war mir so unangenehm. Und immer wieder tröstete ich mich: Es wird schon nichts sein, ich hab ja keine ernsten Beschwerden. Eine Mischung aus Angst, Feigheit und falschverstandenem Gottvertrauen. Mittlerweile verstrich die Gültigkeit meines Überweisungsscheines zur *Koloskopie*. Dann ließ ich mir noch einen ausstellen. Irgendwann holte ich dann den dritten Überweisungsschein von meinem Hausarzt ab, weil ich das Gültigkeitsdatum der beiden vorherigen verstreichen hab lassen. Mein Gott, dachte ich, wie feige bin ich eigentlich? Aber war es wirklich nur Feigheit? Nein, diese Angst saß immer noch in meinem Bauch und blockierte mich. Oder sollte ich erst einmal den einfacheren Test, den Okkultblut-Test, machen lassen?

Der Okkultblut-Test

Neben der *Koloskopie* gibt es noch einen weiteren Test, nämlich den so genannten Papierstreifentest oder Okkultblut-Test. Dabei wird der Stuhlgang, den man zuhause in einer kleinen Menge auf einen Teststreifen aufbringt, auf Blutspuren untersucht. Doch ein negatives Ergebnis, d. h. dass es keinen Blutnachweis im Stuhl gibt, ist noch lange kein Beweis dafür, dass kein Dickdarmkrebs vorliegt. Denn ein Tumor kann, aber muss nicht immer bluten. Blutspuren können auch andere Ursachen haben, z. B. Blutungen von Hämorrhoiden oder aus dem Magen-Bereich. Außerdem zeigen bestimmte Nahrungsmittel (Fleisch, Gemüsearten wie Rote Beete etc.) und Medikamente (Eisenpräparate, Aspirin etc.) fälschlicherweise eine gleiche Reaktion wie bei Blutspuren an. Dieser Test und seine Ergebnisse bringen also keine absolute Gewissheit. Das hatte mich dann doch nicht überzeugt und wenn, dann wollte ich schon die Darmspiegelung vornehmen lassen.

Meine Frau *Hajjou* ergriff bereits Wochen vor mir die Initiative, zur Darmspiegelung zu gehen. Ich bin ihr dankbar, dass sie mich ständig daran erinnerte. Es gab auch noch andere Menschen, die mich mahnten und motivierten. Eines Tages unterhielt ich mich mit einer Gitarrenschülerin über das Thema Darmspiegelung. Sie brachte es auf den Punkt: „Sie haben doch Familie, wie können Sie das verantworten?", sagte sie mit Nachdruck. Das saß. Und wirkte bei mir. Denn am nächsten Vormittag schon rief ich in der Gastro-Praxis in Bergisch Gladbach an und vereinbarte einen Termin für ein Vorgespräch.

IV

Der erste Schritt

Die Gastro-Praxis

Ich betrete eine große, helle, modern eingerichtete Praxis. Viel Licht. Eine angenehme, wohltuende Atmosphäre. Die Wände schmücken beeindruckende Foto-Kunstwerke. Vom Monitor in einem der offen gehaltenen Wartezimmer läuft auf *arte* ein Naturfilm. Alles sehr geschmackvoll und liebevoll gestaltet in der *„gastro-praxis* rheinberg". An der Theke erwartet mich ungewohnt freundliches Personal. Hier ist es üblich, dass der Arzt bzw. die Ärztin die Patienten schon im Wartezimmer begrüßen. Nach kurzer Wartezeit ruft eine hübsche junge Frau meinen Namen und reicht mir lächelnd ihre Hand: „Ich grüße Sie, Herr *d'Albert*, ich bin *Dr. Werheid-Dobers*." Die blonde Ärztin begleitet mich in ihr Sprechzimmer und bietet mir einen Platz an. Sie wirkt sehr vertrauenserweckend, spricht ruhig und bedächtig. Ich bekomme das Gefühl, dass sie mir genügend Zeit widmet. Soviel Freundlichkeit bin ich von einem medizinischen Betrieb nicht gewöhnt. Trotz des großen Zulaufs spürt man hier nichts von Abfertigung.

Das Vorgespräch

Im Vorgespräch erklärt mir die Ärztin erst einmal, wie die Vorbereitung, nämlich die Reinigung des Darms mit einem Abführmittel, von statten geht und was bei der Einnahme zu beachten ist. Sie übergibt mir eine leuchtend grüne Papiertüte, in der sich eine Packung des Mittels für die Darmreinigung befindet.

Dann schildert sie genau den Ablauf der Darmspiegelung und klärt mich über mögliche Folgen auf. Abschließend weist sie mich darauf hin, dass man nach dem Eingriff nicht selbst Auto fahren darf und von jemandem abgeholt werden sollte. Auf diese Punkte werde ich im Folgenden noch näher eingehen. Ich stellte Frau *Dr. Werheid-Dobers* auch einige Fragen, die ich mit ihrer freundlichen Erlaubnis hier veröffentlichen darf (Kapitel VIII). Vorab möchte ich etwas näher auf das Thema Darmkrebs eingehen, ohne jedoch zu theoretisch zu werden.

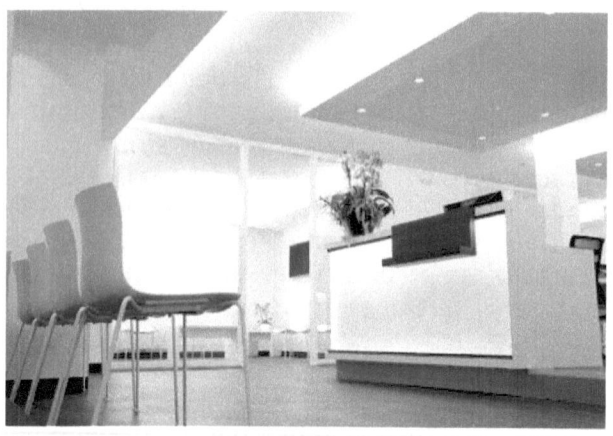

Die Gastro-Praxis Rheinberg in Bergisch Gladbach

V

Wie merkt man Darmkrebs? Und was allgemein ist zu beachten?

Das Heimtückische ist, dass man im Frühstadium eines Darmkrebses keine Beschwerden hat. Ein Tumor kann über Jahre wachsen, ohne dass man ihn bzw. überhaupt etwas spürt. Erste Symptome können Bauchschmerzen, Verstopfung und auch Durchfall sein. Diese werden leider oft als harmlos abgetan. Erst im späteren Stadium machen sich stärkere Bauchschmerzen und Blut im Stuhl bemerkbar.

Darmkrebs gehört zu den häufigsten Krebsarten und kommt besonders häufig in den Ländern mit westlichem Lebensstil vor. Er tritt größtenteils ab einem Alter von 50 Jahren auf. Allein in Deutschland erkranken jährlich etwa 60.000 Menschen daran. Leider stirbt immerhin fast die Hälfte daran. Diese Todesfälle wären vermeidbar. Denn wird Darmkrebs rechtzeitig erkannt, liegen die Heilungschancen bei bis zu 100 Prozent. Doch wenn sich in Leber und Lunge bereits Metastasen gebildet haben, kann die Krankheit tödlich verlaufen.

In der Regel übernehmen die Krankenkassen die Kosten für Vorsorgeuntersuchungen ab einem Alter von 55 Jahren. Ab diesem Alter sollte man die Untersuchungen dann alle 10 Jahre wiederholen. Menschen mit einer familiären Belastung können schon ab 30 Jahren an Darmkrebs erkranken. Bei diesem Personenkreis übernehmen die Kassen ebenso die Kosten. Gefährdet sind auch Menschen mit chronisch entzündlichen Darmerkrankungen oder Diabetes Typ 2. Leider wissen immer noch viele Betroffene nicht, dass für sie die Wahrscheinlichkeit größer ist, zu erkranken.

Dr. *Christa Maar*, Vorstand der Felix-Burda-Stiftung erwähnt in einem Interview mit der Zeitung DIE WELT, dass Studien voraussagen, dass wir bis 2020 mit einem weiteren Anstieg von Neuerkrankungen des Darmkrebses von 22 Prozent bei Männern und 13 Prozent bei Frauen rechnen müssen. Daher ist es so wichtig, dass möglichst viele Menschen zur Vorsorgeuntersuchung gehen.

VI

Dinge, die Darmkrebs verursachen können

Die wilden Jahre

Als Jugendliche waren wir sehr wild, leichtsinnig, maßlos ... Damals, im braven, katholisch-konservativen Dillingen an der Donau, gab es eine tolle Disco namens „Popsy". Und da wollten wir hin, doch wir waren noch keine 16 Jahre alt. Was machten wir also? Wir malten uns mit den Augenbrauenstiften unserer Schwestern Schnurr-bärte auf die Flaumhaare, damit wir älter aussahen. Und dann ließen uns die Türsteher rein. Auch damals gab es schon diverse Mutproben wie Komasaufen und anderen Unsinn. Und wer sich davor drückte, war ein Feigling und gehörte nicht zu den Stars. Der absolute Rekord eines Freundes waren 10 Weißbier hintereinander. Das erscheint mir heute unvorstellbar. Aber es war leider so. Überhaupt was die Ernährung betraf, waren wir einfach zu sorglos und zu wenig aufgeklärt. Mein Darm und ich haben beide viel mitgemacht, vor allem in diesen wilden Jahren, und er musste stets meine Maßlosigkeiten, Ängste und Schmerzen teilen. Es war oft wie eine verzweifelte Betäubung meiner Verdauungsorgane. Heute erschrecke ich vor mir selbst und meinen damaligen Eskapaden. Und ich spreche mit meinen eigenen Kindern und Schülern ganz offen darüber und versuche, aufzuklären und ihnen Vernunft und bewusste Lebensweise zu vermitteln. So Gott will mögen Sie vor diesen Dingen verschont bleiben.

Was nicht gut für unseren Darm ist

Was muss ein Darm nicht alles schlucken und das ungefragt: Fette Speisen, mit Konservierungsstoffen, Farbstoffen und sonstigen krankmachenden Stoffen belastete Lebensmittel, ätzende Getränke wie Colas und Energy-Drinks, hochprozentige Alkoholika, Scharfes, Saures, Süßes, Süßigkeiten ohne Ende, Zucker, klebriger Zucker und nochmal Zucker. Und da wären wir bei dem Thema, das hier nicht fehlen darf, den Dingen, die Darmkrebs verursachen können: Neben Alkohol im Übermaß können auch bestimmte unmäßig konsumierte Lebensmittel dem Darm schaden. Dazu gehören Rind- und Schweinefleisch, besonders auch gepökelte und geräucherte Fleischwaren. Nicht ganz geklärt ist, ob tierisches Fett Darmkrebs auslösen kann. Rauchen ist ebenso ein Risikofaktor für Darmkrebs. Auch zu wenig Bewegung und Übergewicht können dazu beitragen.

In Kapitel XI werde ich speziell auf die Dinge eingehen, die Darmkrebs verhindern können. Dabei werde ich noch einmal bewusst und wiederholt die hier erwähnten Punkte ansprechen.

VII

Der Darm ist ein Gehirn

Schon in der Volksheilkunde und traditionellen Medizin der alten Völker wird der Darm als Zentrum des Wohlbefindens und Quell psychischer Stärke betrachtet. „Der Tod sitzt im Darm" sagten schon die Mediziner des Altertums. Therapien wie Einläufe wurden damals schon angewandt. Allein die Traditionelle Chinesische Medizin (TCM), eine über 2000 Jahre alte Heilkunde, verfügt über zahlreiche wirkungsvolle Anwendungen und Therapien für den Darm, welche auch im Westen weite Verbreitung und Popularität fanden.

Der Job eines Darmes besteht nicht nur im Verdauen, Furzen und Ausscheiden. Von wegen! Er kann viel viel mehr: Über unser sehr komplexes Nervensystem und auch über unser Immunsystem kann der Darm sogar Kontakt mit dem Gehirn aufnehmen, also Signale senden und quasi Emotionen steuern. Unsere Darmbakterien, es sind zwischen 10 und 100 Billionen (!) an der Zahl, können sich untereinander verständigen und auch mit dem Körper über verschiedene Signale. In der Darmwand sitzen zahlreiche Rezeptoren, d. h. Proteine, die gleich Antennen Signale empfangen können, aus der Nahrung oder den Darmbakterien kommend. Das erklärt, dass wir manchmal solche Gefühle im Bauch haben: Das berühmte „Kribbeln im Bauch", die „Schmetterlinge im Bauch" und das Gefühl, eine „Entscheidung aus dem Bauch heraus treffen zu müssen".

Einer der führenden Wissenschaftler auf diesem Gebiet ist *Emeran Mayer*, Gastroenterologe, Direktor des Zentrums für Stress-Neurobiologie und Professor an der University of California in Los

Angeles (UCLA). Er erforscht seit 30 Jahren die Interaktion zwischen Darm und Gehirn und konnte nachweisen, dass nicht nur das Gehirn Erfahrungen speichern kann, sondern auch der Bauch. Das „Bauchgehirn" gehört mit seinen mehr als 100 Millionen Neuronen (!) zum parasympathischen Nervensystem und ist über den *Vagus-Nerv* mit dem Gehirn verbunden. Hier laufen die Verbindungen immer in beide Richtungen, 90% sind zum Gehirn hinführende (afferente) und 10% vom Gehirn zum Darm führende (efferente) Verbindungen. Die Neurologen sind sich einig, dass das Gehirn nicht nur über die Situation der Organe und des Immunsystems sondern auch über den Zustand des Darmes, Inhaltsstoffe und Konsistenz der Lebensmittel, informiert wird.

Vieles auf diesem Gebiet ist noch unerforscht, aber es werden (fast im Wochentakt!) ständig neue Erkenntnisse gemacht. Es lässt sich mit Sicherheit sagen, dass psychische und überhaupt viele körperliche Beschwerden mit dem Zustand des Darmes in Verbindung stehen. Dies konnte auch ich immer wieder selbst spüren bzw. erahnen.

Wir sollten stets den „Botschaften" unseres Darmes lauschen und daraus lernen. Also: Darmbesitzer dieser Erde, hört die Signale!

Zur Vertiefung dieses Themas sei das Buch „Darm mit Charme" von Giulia Enders (Ullstein) empfohlen, übrigens das bestverkaufte Sachbuch des Jahres 2014.

VIII

Die Vorbereitung zur Koloskopie

Die Darmreinigung

Wie bereits erwähnt muss vor der Darmspiegelung der Darm erst einmal gründlich entleert werden. Je sauberer er ist, desto unkomplizierter kann die Untersuchung durchgeführt und dessen Zustand beurteilt werden. Meiner Frau hatte diese Flüssigkeit überhaupt nicht gefallen. Aber kein Wunder, sie hatte vergessen, das Orangenpulver zuzugeben. Mit diesem vermischt, ist das Getränk durchaus erträglich. Wir erhielten beide das Mittel *Moviprep Orange*, welches nach Aussage der Ärztin den Darm am besten reinigt. Die gesamte Menge der Lösung soll – auf zwei Tage verteilt - komplett eingenommen werden, da sonst der Darm möglicherweise nicht vollständig gereinigt wird. Als Folge könnte es sein, dass der Arzt die Darmspiegelung abbrechen muss.

Interview mit Frau Dr. Mirja Werheid-Dobers

Yan d'Albert:

Wie wird die vorbereitende Darmreinigung von Ihren Patienten allgemein aufgenommen?

Dr. Mirja Werheid-Dobers:

Sie wird unterschiedlich empfunden und ist natürlich eine geschmackliche Sache. Ich empfehle meinen Patienten, der Flüssigkeit noch etwas beizumischen, was ihrem Geschmack entspricht. Z. B. darf man ihr

Apfelsaft oder eine Multivitamin-Brausetablette beimengen. Ich hatte auch eine Patientin, die hielt eine Ingwerwurzel in die Flüssigkeit. Ich persönlich finde, wenn man nach dem Anrühren die Flüssigkeit leicht kühlt, schmeckt sie nicht ganz so künstlich. Ungefähr 95 Prozent der Patienten kommen mit dem Abführmittel gut zurecht.

Also, so schlimm kann es ja wohl nicht sein, dachte ich mir. Ich nahm die Packung *Moviprep* aus der Papiertüte, öffnete sie und las mir erst einmal die Anleitung durch. Die erste Runde begann dann am Vortag nachmittags und die zweite Runde am nächsten Tag, vier Stunden vor der *Koloskopie*. Es ist wichtig, dass man fünf Tage vorher keine Körner (z. B. Leinsamen, Getreidekörner, Kürbiskerne, Sonnenblumenkerne, Traubenkerne etc.), ebenso keine Paprika oder Tomaten mehr isst, weil diese lange im Darm liegen bleiben bzw. das Ergebnis verfälschen können. Am Tag vorher sollte dann morgens ein leichtes Frühstück zu sich genommen werden und mittags nur noch eine Brühe.

Yan d'Albert:

Wie ist allgemein die Vorher-Nachher-Reaktion Ihrer Patienten bei einer Koloskopie?

Dr. Mirja Werheid-Dobers:

Die meisten, die zum ersten Mal eine Darmspiegelung durchführen lassen und nicht so genau wissen, was auf sie zukommt, sind erst mal beunruhigt und denken „Was passiert da mit mir, ist das unangenehm?" Die meisten haben auch verständlicherweise diese Scham. Wir versuchen, es den Patienten so angenehm wie möglich zu machen. So sind sie bei uns während der Behandlung eben nicht nackt. Sie bekommen eine spezielle Hose und dann ist man ja halbwegs angezogen. Das hilft schon mal viel und wir versuchen, ich sag mal, das mit netter Atmosphäre aufzulockern, dass den Patienten das nicht so unangenehm ist. Viele haben aber auch Angst davor, dass es Schmerzen verursacht. Das tut es in der Regel nicht. Es kann etwas drücken, weil wir ja Luft in den Darm geben. Aber Schmerzen macht es eigentlich nicht. Das wissen die meisten ja gar nicht. Das ist so ein unbekanntes Terrain, auf das man sich da begibt. „Tut das jetzt weh, wenn da jemand an meinem Darm etwas macht?" Aber an der Schleimhaut selber sind ja keine sensiblen Nervenfasern. Das tut nicht weh, wenn von der Schleimhaut Teile entfernt werden.

Yan d'Albert:

Ich bin ja ein Negativ-Beispiel, weil ich – trotz meiner akuten familiären Belastung - erst so spät zur Darmuntersuchung gekommen bin ...

Dr. Mirja Werheid-Dobers:

... aber Sie **sind** gekommen! Das ist schon mal ein Riesenschritt. Es gibt so viele, die einfach aus der Sorge „Was kommt da auf mich zu?" überhaupt nicht kommen. In aller Regel passiert bei der Untersuchung nichts. Trotzdem muss ich immer darauf hinweisen, dass, wenn wir einen Polypen entfernen, es mal vorkommen kann, dass es an der Abtragungsstelle anfängt, zu bluten. Das wäre nicht dramatisch, dann machen wir, falls erforderlich, eine Blutstillung und untersuchen danach weiter. Im allerschlimmsten Fall, was ja glücklicherweise nur sehr selten vorkommt, könnte es passieren, dass die Darmwand versehentlich verletzt wird. Das nennt man Perforation, dann müssten wir Sie ins Krankenhaus schicken, damit man das wieder zunäht bzw. Sie operiert. Das Risiko, dass bei einer solchen Untersuchung etwas passiert, ist wirklich sehr sehr gering. Im Übrigen der überwiegende Teil der Untersuchten geht ja glücklich hier wieder aus der Praxis. Die sind dann sehr erleichtert und die meisten sagen auch: „Ach, das war ja gar nicht so schlimm, das habe ich mir viel schlimmer vorgestellt, das habe ich mir ganz anders vorgestellt. Es gibt auch viele, die sagen vorher „Um Gottes Willen, ich will gar nicht zugucken (auf dem Monitor) und schauen am Ende trotzdem mit und sagen dann: „Das ist ja total spannend, das sieht man nicht alle Tage und ist ja gar nicht schlimm, ich merke ja gar nichts, von dem, was Sie da machen.

Yan d'Albert:

Wie lange dauert eine Untersuchung?

Dr. Mirja Werheid-Dobers:

Die Untersuchungsdauer der Darmspiegelung selbst beträgt ca. 30 Minuten. Mit allen Vor- und Nachbereitungen und dem Gespräch fällt eine Gesamtzeit in der Praxis von ca. eineinhalb Stunden an.

IX

Die Durchführung der Koloskopie

Nun ist es endlich soweit. Der Tag der Untersuchung ist da. Ich fühle mich überrraschend ruhig und gelassen. Und ich freue mich, wieder in die Gastro-Praxis zu kommen. Ich habe mich schon vor und während der Untersuchung mental vorbereitet. Das bedeutet, dass ich schon einige Tage vorher Entspannungsübungen gemacht, meditiert und gebetet habe. Auch während des Eingriffs prak-tiziere ich dies.

Ich werde in den Ruhe- bzw. Aufwachraum gebeten. Dort ziehe ich mich ganz aus und streife mir nur besagte leichte Hose über, die hinten einen weiten Schlitz hat, damit von dort die Behandlung vorgenommen werden kann. Von diesem Raum aus gelange ich zum Endoskopieraum, wo mich neben Frau *Dr. Werheid-Dobers* noch zwei weitere Damen freundlich begrüßen.

Gleich vorab kann ich Sie beruhigen: Der gesamte Eingriff war absolut schmerzlos. Ich erhielt ein Beruhigungs- bzw. Narkosemittel und verspürte keinerlei Nebenwirkungen. Während der gesamten Zeit, auch wenn es länger gedauert hat als erwartet, fühlte ich mich ruhig und gelöst.

Ich lege mich mit meiner linken Seite auf die Liege. Dann erhalte ich eine Infusion mit besagtem Mittel, das mich etwas angenehm schläfrig macht. Jetzt kann die Reise beginnen durch den ca. 1 m langen Dickdarm und das Ende des Dünndarms (ca. 10 – 20 cm): Vorsichtig schiebt die Ärztin das Koloskop über meinen After in den Mastdarm und später weiter in den Dickdarm – ich spüre es noch nicht einmal. Es blubbert lediglich etwas im Bauch. Über mir hängt ein Bildschirm, auf dem ich alles genau verfolgen kann. Das Koloskop wandert durch eine rosa-rötliche Höhlenlandschaft mit den fingerförmigen Darmzotten. Ich finde das alles höchst interessant und spannend. - NUR Polypen!!! Gott sei Dank! Frau *Dr. Werheid-Dobers* ortet zwei *Polypen*, Schleimhaut-Ausstülpungen, die entfernt werden müssen. Der erste ist der kleinere und kann mit Schlinge und Zange problemlos entfernt werden. Schnippschnapp, dann ist er ab! Natürlich schaue ich mir das Ganze auf dem Bildschirm nicht während der gesamten Untersuchung an. Irgendwann mache ich dann die Augen zu und vertraue und relaxe nur noch ... Am Ende schwitzen und mühen sich mit vereinten Kräften vier Damen ab, um noch den zweiten Polypen rauszukriegen. Er hat einen Durchmesser von 4,5 cm und ist im Randbereich sehr flach, das macht eine Abtragung schwierig. Die Damen geben nicht auf. Frauenpower! Und sie bitten mich um Verständnis, dass es etwas länger dauern kann, wundern sich gleichzeitig über meine Ruhe und Geduld. Ja, das ist halt eine meiner Stärken, auf die ich sehr stolz bin. Frau *Dr. Werheid-Dobers:* „Wir wollen vermeiden, dass Sie für die Abtragung des großen Polypens ins Krankenhaus müssen. Daher machen wir das lieber gleich hier und jetzt."

TIPPS UND AFFIRMATIONEN (bejahende, heilsame Worte):

Bereiten Sie sich gut auf die Koloskopie vor.

Wenn möglich, nehmen Sie sich ein oder zwei Tage frei. Bedenken Sie, dass Sie nach der Einnahme des Abführmittels mehrmals und auch längere Zeit auf die Toilette gehen müssen.

Wenn sich Bedenken und Ängste einschleichen, sprechen Sie folgende Affirmationen mehrmals wiederholend:

Ich vertraue dem behandelnden Arzt und seinem Team.

Je ruhiger und besonnener ich bleibe, desto ruhiger und besonnener können auch die Behandelnden arbeiten.

Ich achte vor und während der Untersuchung bewusst auf eine ruhige, langsame Atmung und körperliche Entspannung.

Alles wird gut und erfolgreich verlaufen.

Wenn Sie ein gläubiger Mensch sind, werden Sie mit Bitte und Gebet Gottes Hilfe suchen.

Folgende Worte habe auch ich persönlich gesprochen:

O Gott, Du bist der Alles-Vermögende, mach mir und den Behandelnden diese Behandlung leicht.

Du bereitest und begleitest alles wunderbar.**

Nur bei Dir ist alles möglich.**

Natürlich dürfen auch alle anderen Menschen, gleich welchen Glaubens, diese Worte sprechen ☺.

**Aus meinem Buch ATEMWORTE – HEILWORTE – Meditationen für ein achtsames Leben (Taschenbuch, Verlag Herder 2012)

X

Danach

So, das wäre erst mal überstanden. Noch eine halbe Stunde verbringe ich liegend und enstpannend im Ruheraum. Dann ziehe ich mich wieder an und verlasse leicht benommen die Gastro-Praxis. Der Taxifahrer erwartet mich schon an der Theke, begleitet mich nach unten zu seinem Wagen und fährt mich nach Hause. ‚Einfach vorbildlich diese Praxis‘, denke ich während der Fahrt ‚hoffentlich bleibt das auf diesem Niveau erhalten.‘

Daheim lege ich mich gleich ins Bett und schlafe glücklich und friedlich, mit einem leisen Dankgebet auf den Lippen, ein ...

Mein Schwiegervater, ein berberischer Muslim von altem, erzkonservativem Schlag, hatte inzwischen aus Marokko angerufen, um sich nach meinem Befinden zu erkundigen. Das Wohl unserer Familie liegt ihm allzeit auf dem Herzen. Meine Frau teilte ihm mit, dass alles gut verlaufen sei und nichts Ernsthaftes festgestellt wurde. Sein Kommentar war: „Ja, er ist ja auch ein guter Muslim und macht die Gebete." Ich musste schmunzeln. Nein, nein, Schwiegerpapa, so geht das nicht, sagte ich nicht laut, sondern dachte es bei mir. Das würde ich mir nie und nimmer auf die Fahne schreiben. Ich wollte mit meiner Frau jetzt keine Diskussion darüber anzetteln. Sicherlich sind fromme Muslime gesegnet. Aber niemand darf hier den lieben Gott spielen und darüber entscheiden oder richten, wer wann und weshalb welche Krankheit zugeteilt bekommt oder nicht. Und überhaupt sind Muslime hier nicht privilegiert. Krankheit ist auch keinesfalls die Strafe Gottes oder Ausdrucksform seines Zorns, wie immer noch manche Muslime glauben. Der

Prophet *Muhammad* – Frieden und Segen auf ihm - erklärt sie als eine Gelegenheit für die Sündenvergebung. Er sagt: „Keine Müdigkeit und keine Krankheit, keine Sorge und keine Trauer, kein Schmerz und kein Kummer befällt den Muslim, nicht einmal ein winziger Dorn kann ihn stechen, es sei denn, Gott will ihm damit eine Sühne für seine Verfehlungen auferlegen."

Jeden Tag sollten wir Gott danken, dass er uns unsere Gesundheit bewahrt. Aber – auch wenn es seltsam oder widersprüchlich klingen mag – sollten wir ihm auch für Krankheiten und andere Behinderungen dankbar sein, denn diese stellen unsere Geduld und unseren Glauben auf die Probe, sie sind die Tests unseres Lebens.

Die *Koloskopie* und die Beschäftigung mit dem Thema hat mein Ernährungsbewusstsein nachdrücklich beeinflusst und die Aufmerksamkeit meinem Darmtrakt gegenüber geschärft. Ich versuche jetzt, bewusst auf ihn zu hören.

Ein ganz wichtiges Thema ist die Vorbeugung. Im folgenden Kapitel erfahren Sie, welches die sieben wichtigsten Faktoren zur Verhinderung von Darmkrebs sind und welche Nahrungsmittel besonders förderlich sind.

Dinge, die Darmkrebs verhindern können

Was können wir unternehmen, um solchen Entwicklungen wie dem Entstehen von Polypen oder Tumoren im Darm vorzubeugen bzw. entgegenzuwirken? Wissenschaftler haben insbesondere fünf Faktoren ausgemacht, welche zu Darmkrebs führen können. Eine Studie mit Probanden zeigte, dass Teilnehmer, welche alle fünf Faktoren berücksichtigten, ein um 37 Prozent geringeres Darmkrebsrisiko hatten als jene, die nur einen Faktor befolgten. Zunächst diese fünf Punkte:

1. **NICHT RAUCHEN** – Rauchen steigert eindeutig das Darmkrebsrisiko. Dass Rauchen eine unsinnige Angelegenheit ist, das musste auch ich irgendwann einmal erkennen. Denn auch ich gehörte zu den Rauchern und habe viele Jahre gerne und viel gequalmt, immer wieder aufgehört, wieder angefangen, aufgehört. Gott sei Dank, ab dem Alter von 45 Jahren war dann endgültig Schluss. Es lohnt sich auf jeden Fall, auch noch in fortgeschrittenem Alter mit dem Rauchen aufzuhören.

2. **ALKOHOL MEIDEN** – Alkohol kann die Darmzellen schädigen. Vermeiden Sie Alkohol oder trinken Sie ihn nur mäßig. Empfohlen wird für Frauen sieben Gläser Alkohol pro Woche, bei Männern höchstens 14. Ein Glas Alkohol entspricht einem 0,1 l-Glas Wein oder einem 0,2 l-Glas Bier.

3. **ÜBERGEWICHT UND BAUCHSPECK VERMEIDEN** – Auch wer schlank bleibt, beugt Darmerkrankungen vor. Der Bauchumfang bei Frauen sollte idealerweise unter 80 cm, bei Männern unter 94 cm sein.

4. **GENÜGEND BEWEGUNG** – Sport, Jogging, Gymnastik, Yoga. Betätigen Sie sich mindestens 30 Minuten am Tag körperlich.

5. **GUTE UND BALLASTSTOFFREICHE ERNÄHRUNG** – Ernähren Sie sich gesund, das heißt: Essen Sie viel Obst, Gemüse, Vollkornprodukte, Nüsse, Fisch und Joghurt, vor allem Nahrungsmittel mit Ballaststoffen. Nehmen Sie wenig rotes Fleisch (Rind, Schwein, Lamm) und Fett zu sich. Lassen Sie Fleisch und Fisch nicht zu braun oder schwarz anbraten; dabei entstehen nämlich *kanzerogene* (= krebserregende) Stoffe.

Lassen Sie mich diese Punkte, auch angesichts aktueller wissenschaftlicher Erkenntnisse, noch um zwei weitere Punkte ergänzen:

6. **NICHT ZU VIEL ZUCKER –** Der Arzt und Autor *Dr. Max O. Bruker* hat schon in den 80er-Jahren in seinen Vorträgen und Schriften vor den verheerenden gesundheitlichen Gefahren und Folgen von Zucker gewarnt.[1] Der Suchttherapeut *Amir Weiss* zählt gar 25 Gründe auf, um keinen

---

[1] Literatur: Max O. Bruker, Krank durch Zucker, Helfer-Verlag 1983
Max O. Bruker, Der Zucker als Krankheitsfaktor, Audio-CD, emu-Verlag 2009
Max O. Bruker, Zucker, Zucker: … krank durch Fabrikzucker. Von süssen Gewohnheiten, dunklen Machenschaften und bösen Folgen, emu-Verlag 2011

Zucker mehr zu essen. So lautet auch seine Litanei, in der es unter Punkt 7 heißt: „Zucker füttert Krebs. Forscher haben schon lange herausgefunden, dass Zuckermoleküle in großen Mengen um Krebszellen herum präsent sind. Eine Studie von 2013 an der Universität in Kopenhagen zeigt nun, dass Zucker tatsächlich das Wachstum von bösartigen Krebszellen fördert." Die neueren wissenschaftlichen Studien bestätigen also nicht nur, dass Zucker Krebszellen nährt, sondern dass er auch für Krebserkrankungen verantwortlich ist.

7. **SONNE TANKEN –** Durch das Sonnenlicht, das auf uns einstrahlt, wird in unserer Haut das für unsere Gesundheit so wichtige Vitamin D erzeugt. Genau genommen handelt es sich um Vitamin D3, welches mittels UV-Strahlung von der Haut selbst erzeugt wird. Dieses hemmt das Wachstum von Tumorzellen und wirkt positiv auf das Immunsystem. Zu ca. 90 Prozent Vitamin D nehmen wir über die Sonne auf. Schon ein 10-minütiges Sonnenbad stärkt unser Immunsystem.

Liste der Anti-Darmkrebs-Nahrungsmittel

Wissenschaftler konnten nachweisen, dass das Darmkrebsrisiko neben einer gemäßigten Sonnenbestrahlung auch durch bestimmte Nahrung reduziert werden kann. Nachfolgend habe ich eine Liste mit Nahrungsmitteln zusammengestellt, die insbesondere den Darm gesund halten und Darmkrebs sowie andere Krebsarten verhindern können:

Apfel
Die Ballaststoffe im Apfel wirken vorbeugend. Sie enthalten *Oligosacharide,* Substanzen, welche förderlich für die Darmflora sind. In Laborversuchen wurde nachgewiesen, dass *Oligosacharide* menschliche Darmkrebszellen in großer Zahl abtöten können. Schälen Sie Äpfel vor dem Verzehr möglichst nicht. Gerade in der Schale stecken die gesunden Stoffe. Sollte die Schale etwas härter sein, kauen Sie diese gut. Schon ein Apfel pro Tag senkt das Darmkrebsrisiko erheblich. Nicht umsonst lautet das englische Sprichwort: „An apple a day keeps the doctor away" (Ein Apfel pro Tag hält den Arzt fern).

Apfelsaft (naturtrüb)
Polnische Forscher haben herausgefunden, dass naturtrüber Apfelsaft fünfmal so viel gesundheitsfördernde Stoffe wie der klare Apfelsaft hat. Die darin enthaltenen *Polyphenole* beugen Krankheiten wie Krebs oder Herzerkrankungen vor.

Arganöl
Durch meine marokkanische Frau lernte ich Arganöl kennen. Arganöl, das „flüssige Gold der Wüste", ist ein universales Wundermittel gegen vielerlei Krankheiten. In der Naturheilkunde wird Arganöl u. a. auch zur Senkung des Krebsrisikos eingesetzt.

In meinem Büchlein „Arganöl – Die wunderbare Kraft des ‚Wüstengoldes'" (edition SOL) schreibe ich über das Wichtigste und Wesentlichste dieses wunderbaren Öls.

Aroniabeere
Die Aroniabeere (auch Apfelbeere) sieht der Heidelbeere sehr ähnlich. Vom Geschmack her unterscheiden sie sich jedoch, denn die Heidelbeere schmeckt süßlich, die Aroniabeere eher herb-säuerlich. Aroniabeeren enthalten ein immenses antioxidatives Potential und dementsprechend groß ist deren Gesundheitswirkung.

Blumenkohl
Durch seinen hohen Vitamin-C-Gehalt stärkt der Blumenkohl die Immunabwehr und wird neben anderen Kohlsorten als Anti-Darmkrebs-Nahrungs-mittel empfohlen und eingesetzt.

Broccoli
Broccoli ist nicht nur reich an Vitaminen und Mineralstoffen, sondern enthält auch Wirkstoffe gegen Krebszellen. So haben Wissenschaftler der Ohio State University entdeckt, dass Broccoli ebenso wie Rosenkohl die Vermehrung von Krebszellen stoppen kann. Forscher des Linus Pauling Instituts der Oregon State University fanden heraus, dass der Wirkstoff *Sulforaphan*, der sich in Broccoli, Rosenkohl und Chinakohl und anderen Kreuzblütengewächsen befindet, starke krebs-hemmende Eigenschaften besitzt, vor allem auch bei Krebserkrankungen des Darmes.

Fisch und Fischöl
Fischsorten, die viel Omega-3-Fettsäuren enthalten, sind Matjeshering, Makrele, Lachs, Ölsardine, Sardelle und Thunfisch. Zell- und Tier-Untersuchungen ergaben, dass Fischöle vor der

Entwicklung von Darmkrebs schützen können. Drei Fischmalzeiten pro Woche können das Risiko für Darmkrebs um 40 Prozent senken.

Granatapfel

Diese herrliche Frucht verfügt über ein großes Spektrum an Vitalstoffen und ist bei vielen Erkrankungen einsetzbar. Die *Polyphenole* des Granatapfels fördern die Darmflora positiv und töten schädliche Bakterien und Viren ab.

Grüne Gemüse, Salate und Kräuter

Grüne Gemüse: Broccoli, grüne Bohnen, grüne Erbsen, Gurke, Grünkohl, Spinat, Rosenkohl, Weißkohl; Salate: Feldsalat, Raddicchio, Rucola; Kräuter: Petersilie, Brennnessel. Alle genannten Pflanzen enthalten *Chlorophylle.* Wissenschaftler haben nachgewiesen, dass *Chlorophyllin,* ein *Cholorophyll-Derivat,* Darmkrebszellen zehnmal mehr vernichten kann als das bei der Krebstherapie eingesetzte chemotherapeutische Medikament *Hydroxyurea*. Das pflanzliche Mittel brachte die Aktivität der Enzyme nahezu gänzlich zum Stoppen.

Grüner Tee

Die natürlichen Gerbstoffe des grünen Tees schützen vor Darmkrebs und anderen Krebsarten, wobei die japanischen Sorten am wirkungsvollsten sein sollen. Grüntee enthält das so genannte EGCG (Epigallocatechin-3-Gallat), welches ein Enzym blockiert, das Krebszellen brauchen, um in gesundes Gewebe zu gelangen.

Heidelbeere

Die Heidelbeere besitzt *Antioxidantien*, darunter die besonders wirkungsvollen *Anthocyane*, *Ellag-* und *Folsäure* sowie Oxydationsinhibitoren, welche freie Radikale beseitigen und somit das Krebsrisiko senken können. Denn diese freien Radikale sind die wichtigste Ursache für Krebserkrankungen. Unter den antioxidativen Früchten ist die Heidelbeere führend.

Himbeere

Himbeeren enthalten viel Vitamin C, Eisen, Kalzium, Zitronensäure, Folsäure, Magnesium und Kalium. Die Flavonoide wirken antioxidativ und blutreinigend, stoppen entzündliche Prozesse und beugen Krebs vor.

Knoblauch

Knoblauch wirkt bei fast allen Krebsarten mit Ausnahme von Brust- und Prostatakrebs. In *Modellorganismen* wurde aufgezeigt, dass Knoblauch die Entstehung von Darmkrebs verhindern kann. Der dabei wirksame Stoff ist vermutlich *Diallyldisulfid.*

Kurkuma

Das leuchtend gelbe Gewürz aus Indien kommt in der Ayurveda-Medizin zum Einsatz. Kurkuma enthält den Wirkstoff Curcumin, welcher gegen Dickdarmkrebs schützen kann. Empfohlen wird eine Dosis von täglich ein Teelöffel in Suppen oder Saucen.

Milchprodukte (Milch, Butter, Yoghurt, Käse, Kefir, Sahne, Molke etc.)

Milch und Milchprodukte enthalten Milchsäure, viel Calcium, Selen und antioxidative Vitamine, welche der Entstehung von Darmkrebs vorbeugen und für eine gesunde Darmflora sorgen. Zur Herstellung von Sauermilchprodukten (Yoghurt, Sauermilch, Kefir etc.) und Käse mittels Fermentation werden gezielt Milchsäurebakterien eingesetzt.

Nüsse

Nüsse enthalten *Ellagsäure*, welche die Entartung der Zellen verhindern und geschädigte Zellen vernichten kann.

Olivenöl

Olivenöl ist wie Arganöl eine wahre Wunderwaffe gegen Krebs und verhindert die Entwicklung von Tumorherden. Man hat festgestellt, dass wesentlich mehr Menschen in nördlichen Ländern an Krebs erkranken als Menschen in den südlichen Ländern, wo Olivenöl verbreitet ist. Empfohlen wird täglich pur eingenommen oder dem Essen beigemischt ein Löffel Olivenöl.

Pflanzenöle

Pflanzliche Öle enthalten die krebsfeindlichen Omega-3-Fettsäuren. Besonders viel davon enthalten Leinöl, Hanföl, Rapsöl und Walnussöl (siehe auch *Arganöl* und *Olivenöl*).

Roggen

Roggen ist äußerst ballaststoffreich, fördert die Verdauung und reinigt den Darm, was eine krebsvorbeugende Wirkung hat.

Rosenkohl

Durch den Verzehr von Rosenkohl werden weiße Blutkörperchen vor Zellschäden geschützt, die durch krebserregende Stoffe entstehen können. In einer Studie nahmen die Teilnehmer über sechs Tage hinweg täglich 300 Gramm Rosenkohl zu sich. Die Blutproben ergaben, dass der Entgiftungsstoffwechsel so aktiviert wurde, dass krebserregende Stoffe chemisch inaktiviert wurden. Rosenkohl enthält daneben relativ viel Chlorophyll (siehe auch *Grüne Gemüse, Salate und Kräuter*).

Sauerkraut

Sauerkraut ist ein milchsauer vergorenes Lebensmittel. Die Milchsäurebakterien aus dem vergorenen Gemüse hemmen die Aktivität von bestimmten Enzymen, welche an der Krebsentstehung beteiligt sind. Auch bilden sich während der Milchsäuregärung *sekundäre Pflanzenstoffe*, die ebenso vor Krebs schützend wirken.

Sellerie

Sellerie ist eines der wirkungsvollsten Lebensmittel gegen Darmkrebs. In den ätherischen Ölen des Sellerie wurde eine Substanz namens *Butylphthalid* gefunden. Neben seiner blutdrucksenkenden Wirkung fördert dieser *sekundäre Pflanzenstoff* ein Entgiftungsenzym, welches krebserregende Stoffe wie z. B. Benzpyren vernichtet.

Soja

Auch Soja schützt gegen Darmkrebs. Sojaproteine können die Hormone des Menschen sogar so verändern, dass sie die Eigenschaften von Anti-Krebs-Substanzen bekommen.

Zitrusfrüchte

Sie wirken vorbeugend, bekämpfen allgemein Krebsarten des Verdauungssystems und wirken direkt auf die Krebszellen.

Zwiebel

Die Zwiebel ist ein pflanzliches Antibiotikum. Rote Zwiebeln haben dabei mehr gesundheitliche Wirkungen als weiße oder gelbe Sorten. Scharfe Zwiebeln haben eine besonders antioxidative Aktivität. Zwiebeln bekämpfen Entzündungen und verjagen schädliche Bakterien aus dem Darm.

Vollkornbrot

Durch die Ballaststoffe im Vollkornbrot wird die Produktion von Gallensäuren gebremst, welche die Entstehung von Darmkrebs begünstigen. Zwei bis drei Scheiben pro Tag sind einem gesunden Darm sehr zuträglich.

XII

Resümee und Konsequenzen für mich

Resümee

- Ich bin froh und dankbar, den Rat meiner Frau und anderer Menschen befolgt und eine gründliche Vorsorgeuntersuchung vorgenommen zu haben. Die gesamte Untersuchung ist wie gesagt harmloser, als ich es mir vorstellte, unkompliziert und schmerzfrei.

- Zweifellos haben die Entscheidung zur Koloskopie, die Vorsorgeuntersuchung und überhaupt die bewusste Konfrontation mit meinem Darm vieles ausgelöst: Dies alles hat mich wachgerüttelt, mein Bewusstsein geschärft und mein Ernährungsverhalten wesentlich beeinflusst.

- Ich habe das mit meinem Beruf als Autor und Musiker verbundene permanente Sitzen schwer unterschätzt. Ich hatte in den letzten Jahren nicht nur zugenommen, sondern meine Verdauung und auch der Zustand meines Darmes hatten sich eindeutig verschlechtert.

Konsequenzen

- Ich habe mir viel Bewegung verordnet. So begleite ich am frühen Morgen meine älteren Jungs zu Fuß zur Schule. Ich denke bewusster darüber nach, welche Erledigungen ich auch ohne Auto, also mit dem Fahrrad oder zu Fuß machen kann. Überhaupt versuche ich, mich während des gesamten Tages mehr zu bewegen als zuvor.

- Ich spiele wieder mehr Fußball mit meinen Jungs, habe mich bei einem Fitnessclub angemeldet und gehe mit meiner Frau regelmäßig dorthin.

- Ich überlege mir sehr viel bewusster, welche Nahrungsmittel ich in Zukunft einkaufen werde. Dabei denke ich immer daran, wie wichtig der Verzehr der eben aufgeführten Anti-Krebs-Nahrungsmittel wie Gemüse, Obst etc. und wie schädlich für die Verdauungsorgane Zucker und diverse andere Speisen und Getränke usw. sind.

XIII

Nur Mut!

Am Ende dieses Büchleins bleibt mir nur noch übrig, Ihnen zu sagen: „Nur Mut!" Achten Sie auf eine Ernährung, die Ihrem Darm guttut. Zögern Sie keinen Augenblick und lassen Sie spätestens ab Ihrem 50. Lebensjahr eine Vorsorgeuntersuchung machen; ab diesem Alter haben Sie als Versicherter einen kostenlosen Anspruch darauf, ab 55 auch auf eine *Koloskopie*. Sollten Sie familiär vorbelastet sein, übernimmt die Krankenkasse schon früher die Kosten.

Manchmal ziehen noch Schatten vorbei, schmerzliche Gedanken und Erinnerungen aus dieser Schicksalszeit des Todes meiner Mutter... Sie hatte damals noch nicht die Chancen, die eine heutige moderne Vorsorgeuntersuchung bieten kann. Am 13. März 1971 fand an der Universität Erlangen zum ersten Mal eine endoskopische Abtragung von Dickdarmpolypen statt, also ein Jahr nach dem Tode meiner Mutter. Leider zu spät.

Sie, lieber Leser, haben die einmalige Chance! Also, worauf warten Sie noch? Vereinbaren Sie umgehend einen Termin bei Ihrem Hausarzt. Und wenn Sie sich dann für die *Koloskopie* vorbereiten, vergessen Sie nicht, das kleine Tütchen mit dem Orangen-Pulver der Flüssigkeit zuzugeben, oder sonst etwas anderes Leckeres. ;-)

Guten Mut und viel Erfolg wünscht Ihnen von Darm zu Darm und von Herz zu Herz

Ihr

Yan d'Albert

XIV

Dank

Mein unendlicher Dank gilt Gott, Allâh, meinem Schöpfer und Bewahrer, Dem All-Erbarmer und All-Barmherzigen, Der mich vor einer Darmkrebserkrankung bewahrt hat und mich rechtzeitig zu einer Vorsorgeuntersuchung gehen ließ, Der mich aus der „Großen Angst und Depression" herausgeholt und auf den „Geraden Weg des Herzens und der Heilung" geführt hat.

Mein Dank gilt ebenso meiner lieben Frau *Hajiba* und allen, die mich zu dieser Unternehmung motiviert und ermutigt haben.

Mein Dank gilt der einfühlsamen und äußerst bemühten Ärztin Frau Dr. *Marja Werheid-Dobers* und ihrem Team, das bei der *Koloskopie*-Untersuchung so beispiellos geduldig und unermüdlich gearbeitet hat.

Mein Dank gilt Ihnen, lieber Leser für Ihr Interesse, Ihr Vertrauen und Ihre Initiative, ebenso zur Darmkrebsvorsorge zu gehen ... ;-)

XV

Register der Begriffe

antioxidativ
Gegen Oxidation wirkend. Ein Antioxidans (Mz.: Antioxidantien) ist eine chemische Verbindung, die eine unerwünschte Oxidation verhindert. Als Radikalfänger kommt dem Antioxidans eine große physiologische Bedeutung zu.

Butylphthalid
Butylphthalid ist ein Derivat der Chemikalie Phthalid, die als sekundärer Pflanzenstoff z. B. in Sellerie und Liebstöckel vorkommt.

Ellagsäure
Ein Polyphenol, bei dem wie bei anderen Polyphenolen eine krebsvorbeugende Wirkung in manchen Tiermodellen sowie in menschlichen Zellkulturen nachgewiesen werden konnte. Der höchste Gehalt an Ellagsäuren wurde in Himbeeren, Erdbeeren und Granatäpfeln festgestellt.

Chlorophyll
Blattgrün.

Darmpolypen
Darmpolypen sind sichtbare Ausstülpungen der Darmschleimhaut und gelten als Vorstufen des Darmkrebses.

Derivat
Laut Definition von *Wikipedia* ist ein Derivat (von lateinisch derivare = ableiten) in der Chemie ein abgeleiteter Stoff ähnlicher Struktur zu einer

entsprechenden Grundsubstanz (Stammverbindung) bezeichnet.

Dyallildisulfid
Diallyldisulfid (DADS) ist eine chemische Verbindung aus der Gruppe der organischen Disulfide und besitzt viele gesundheitsfördernde Wirkungen.

Gastroenterologie
Innere Medizin mit dem Spezialgebiet Magen-Leber-Darmerkrankungen.

kanzerogen
krebserregend.

Koloskop
Ein biegsames Gerät (Endoskop) zur Darmspiegelung wird Koloskop genannt. Es besteht aus einem flexiblen Schlauch (ca. 11 Millimeter dick) mit Lichtquelle und Kamera. Dieses wird bei der Koloskopie über den After in den Darm eingeführt. Mit dem Koloskop ist es dem Arzt möglich, das Innere des Dickdarms zu betrachten. Er kann damit Gewebeproben entnehmen, Darmpolypen entfernen und Gewebswucherungen (Tumore) abtragen.

Modellorganismen
Modellorganismen können Bakterien, Pilze, Pflanzen oder Tiere, die zur Zucht und Untersuchung dienen. Sie sind für die biologische und biomedizinische Forschung von großer Bedeutung.

Oligosacharide
Kohlenhydrate (Mehrfachzucker), die aus mehreren Monosachariden bestehen.

Parasympathikus
Der Parasympathikus ist Teil des vegetativen Nervensystems und Gegenspieler des Sympathikus. Er steuert Körperfunktionen, die der Regeneration des Organismus und dem Aufbau von Energiereserven dienen. Das innere Gleichgewicht des Organismus wird unter seinem Einfluss wiederhergestellt.

Polyphenole
Aromatische Verbindungen und bioaktive Stoffe. Sie kommen in Obst, Gemüse und Getreide vor.

Probiotika
Probiotika (Einzahl: Probiotikum) sind lebende Mikroorganismen (insbesondere z. B. Milchsäurebakterien), die, wenn sie in ausreichenden Mengen verzehrt werden, einen positiven Einfluss auf die Darmflora und noch weitere gesundheitsfördernde Wirkungen haben. Sie können Lebensmitteln zugegeben sein (Nahrungsmitteln, Nahrungsergänzungsmitteln oder diätischen Produkten) und in Form von Arzneimitteln eingenommen werden.

Prophylaxe
Vorsorge; einer Erkrankung vorbeugende Maßnahme.

Vagus-Nerv
Der Vagus-Nerv (nervus vagus) ist der 10. Hirnnerv. Als größter Nerv des *Parasympathikus* ist er an der Regulation der Tätigkeit fast aller innerer Organe beteiligt. Er verläuft vom Darm über Zwerchfell, Lunge, Herz, Speiseröhre, Hals und bis zum Hirn.

XVI

Kontaktadressen

Yan d'Albert
SOL music & edition
Odenthaler Str. 190
D-51467 Bergisch Gladbach
www.editionsol.de
www.yandalbert.de
Tel. 02202-1085727

Berufsverband Niedergelassener Gastro-enterologen Deutschlands e. V. (BNG)
Holdergärten 13
D-89081 Ulm
Telefon: 0731-7042718
Telefax: 0731-7054711
kontakt@bng-gastro.de
www.bng-gastro.de

Hier finden Sie eine Ärzteliste des BNG:
http://www.gastromed-bBng.de/aerzteliste.html

Felix Burda Stiftung
Arabellastraße 27
D-81925 München
Telefon: 089-9250-2501
Telefax: 089-9250-2713
www.felix-burda-stiftung.de
www.aus-liebe-zur-vorsorge.de

gastro-praxis rheinberg
Gastroenterologisch-hausärztliche
Gemeinschaftspraxis Rheinberg
Laurentiusstr. 95-97
D-51465 Bergisch Gladbach
Telefon: 02202-98976-0
Telefax: 02202-98976-26
info@gastropraxis-rheinberg.de
www.gastropraxis-rheinberg.de

Mein Dank gilt der Gastro-Praxis Rheinberg, Bergisch Glachbach,
für die freundliche Abdruckgenehmigung des Fotos auf S. 26.

Netzwerk gegen Darmkrebs e.V.
Arabellastraße 27
D-81925 München
Telefon: 089-9250-1748
Telefax: 089-9250-2713
www.netzwerk-gegen-darmkrebs.de

XVII

Weitere Werke von Yan d'Albert (Auswahl)

Buchveröffentlichungen:

DAS SPIRITUELLE SONGBOOK – Die Heilkraft des Singens (Taschenbuch, Windpferd Verlag 1996) ca. 100 spirituelle Lieder aus aller Welt (mit Noten)

DAS LEXIKON DER SPIRITUELLEN WEGE – Eso-terisches Wissen von A – Z (Taschenbuch, Lüchow Verlag 2007)

SUFI WEG DES HERZENS UND DER HEILUNG (Taschenbuch, Lüchow Verlag 2008)

DIE 66 TUGENDEN DER SUFIS (Taschenbuch, Lüchow Verlag 2009/2016)

DAS BUCH DER 66 TUGENDEN (e-book, edition SOL 2014 und Taschenbuch, edition SOL 2016)

ATEMWORTE – HEILWORTE – Meditationen für ein achtsames Leben (Taschenbuch, Verlag Herder 2012)

MUHAMMAD (Frieden und Segen auf ihm) – Sein Leben und Wirken (Taschenbuch nach dem gleichnamigen Hörbuch, edition SOL 2014)

MUHAMMAD (Frieden und Segen auf ihm) – Sein Leben und Wirken (e-book nach dem gleichnamigen Hörbuch, edition SOL 2014)

ARGANÖL – Die wunderbare Heilkraft des „Wüstengoldes" (e-book, edition SOL 2014 und Taschenbuch, edition SOL 2016)

ARGAN OIL – The healing gold of the desert, englischsprachige Ausgabe (e-book, edition SOL 2014 und Taschenbuch, edition SOL 2016)

CDs / Hörbücher:

KLINGENDE EDELSTEINE 12 Improvisationen bzw. Kompositionen zu ausgewählten Edelsteinen (Audio CD, SOL music 1999)

LIGHT OF ANGELS Sanfte Engelsmusik für Meditation und Entspannung (Audio CD, SOL music 2000)

MANTRAS HEAL THE WORLD – Come and sing together ... Mantras und Mantra-Lieder aus verschiedenen Traditionen und Religionen der Welt mit Yan d'Albert & Friends (Audio CD, SOL music 2001)

SUFI WEG DES HERZENS UND DER HEILUNG – Geführte Übungen zu den Elemente-Ritualen der Sufis, gesprochen von Yan d'Albert (Audio CD, Lüchow Verlag 2008)

SUFI WEG DES HERZENS UND DER HEILUNG – Geführte Übungen zu den Elemente-Ritualen der Sufis, gesprochen von Yan d'Albert (Hörbuch-Download, Lüchow Verlag 2014)

ATEMWORTE – HEILWORTE – Geführte Meditationen für ein achtsames Leben, gesprochen von Yan d'Albert (Audio CD, Verlag Herder 2012) Musik: Yan d'Albert

<u>DAS FASZINIERENDE LEBEN DES PROPHETEN</u>
<u>MUHAMMAD</u> - Das erste authentische deutsche
Hörbuch über den Propheten Muhammad. Dieses
Werk ist aktueller denn je und klärt gerade in einer
Zeit der Islamophobie über den Islam und den
Propheten Muhammad auf (audio-book, 2 CDs,
edition SOL 2009).

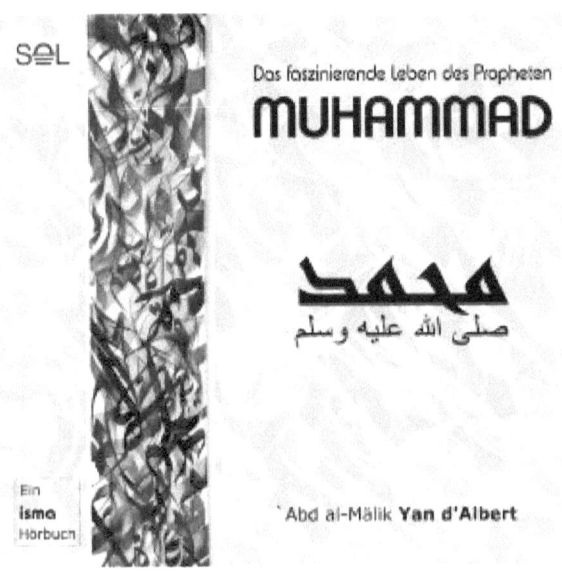

© Yan d'Albert

Beiträge in Zeitschriften: (Auswahl)

<u>DIE HEILKUNST DER SUFIS</u> – Sufi-Tradition heute
(natur & heilen 06/2013)

<u>DIE MAGIE DER MUSIK</u> – Klänge, die gesund
machen (natur & heilen 12/2014)